BEI GRIN MACHT SICH IHR WISSEN BEZAHLT

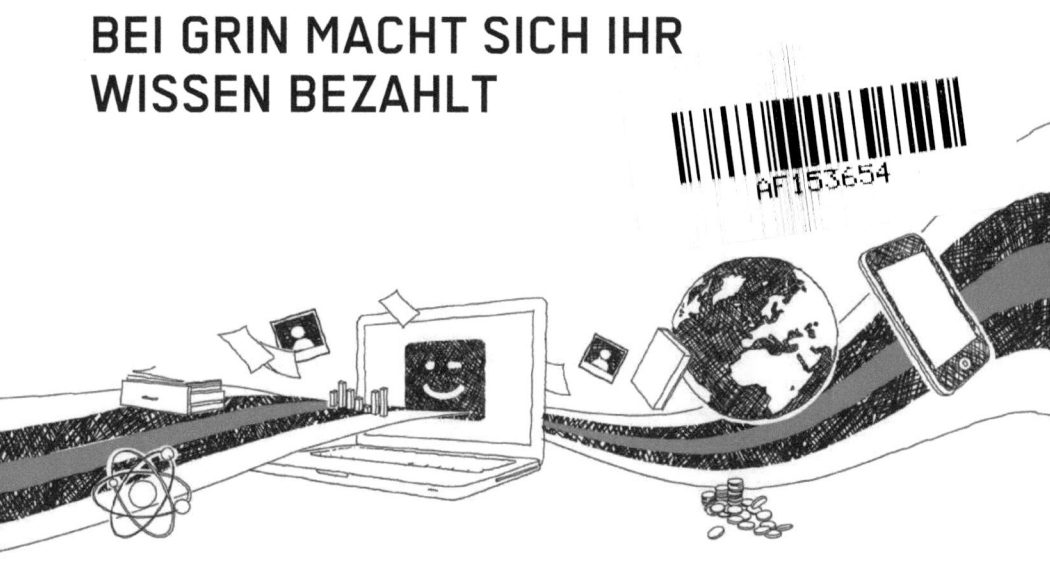

AF153654

- Wir veröffentlichen Ihre Hausarbeit, Bachelor- und Masterarbeit

- Ihr eigenes eBook und Buch - weltweit in allen wichtigen Shops

- Verdienen Sie an jedem Verkauf

Jetzt bei www.GRIN.com hochladen und kostenlos publizieren

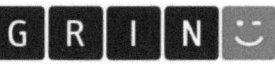

Fürsorge am Lebensende pädiatrischer Patienten. Der ethische Konflikt bei stellvertretenden Entscheidungen der Familie und der Pflegekräfte

Raja Ganter

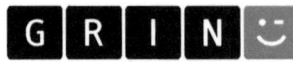

Bibliografische Information der Deutschen Nationalbibliothek:

Die Deutsche Nationalbibliothek verzeichnet diese Publikation in der Deutschen Nationalbibliografie; detaillierte bibliografische Daten sind im Internet über http://dnb.d-nb.de abrufbar.

ISBN: 9783346558473
Dieses Buch ist auch als E-Book erhältlich.

Hochschule Esslingen Fakultät SAGP

Studiengang: Pflege/Pflegemanagement (B.A.)

Thema der Hausarbeit
Der ethische Konflikt der Fürsorge bei stellvertretenden Entscheidungen am Lebens-
ende pädiatrischer Patienten

Verfasst von
Name: Ganter Raja

Inhaltsverzeichnis

Abkürzungsverzeichnis

BGB   Bürgerliches Gesetzbuch

ICN   International Council of Nurses

1. Einleitung

1.1 Relevanz des Themas mit exemplarischem Fallbeispiel

Aktuelle Zahlen belegen, dass in Deutschland ca. 60 000 Kinder und Jugendliche an lebenslimitierenden Erkrankungen leiden und jährlich ca. 3500 davon sterben (Oetting – Roß, 2014, S. 597). Bis heute ist das Thema der Kindersterblichkeit in der Kinderkrankenpflege wenig diskutiert. Nicht nur Erwachsene, sondern auch Kinder und Jugendliche sind früher oder später mit dem Thema Tod konfrontiert.

Bis zu Beginn der 1920er Jahre war der Tiefenpsychologe Sigmund Freud davon überzeugt, dass Kinder sich keine Gedanken über den Tod oder das Sterben machen. Der Entwicklungspsychologe Jean Piaget beschäftigte sich Mitte des 20. Jahrhunderts intensiv mit dem Thema Kindersterblichkeit und entdeckte, dass gesunde Kinder durchaus Konzepte über den Tod und das Sterben entwickeln. Es stellte sich heraus, dass Kinder ab der Pubertät eine ungefähre Vorstellung vom Tod entwickeln, welche in etwa der Vorstellung des Erwachsenen ähnelt. Was allerdings nicht unter diese Forschung fiel, war die Betrachtung von Kindern und Jugendlichen, die bereits seit längerer Zeit an lebenslimitierend Erkrankungen litten und mit dem Thema Tod und Sterben schon sehr früh konfrontiert waren (Niethammer, 2014, S. 652).

Bis heute noch, gehört der Tod und das Sterben zu einem tabuisierten Thema in der Kinderkrankenpflege. Der Gedanke dahinter ist, dass Kinder dadurch geschützt werden, wenn sie nicht mit dem Thema Tod konfrontiert werden, da sie meist keine Vorstellung davon haben. Erfahrungen vieler Ärzte/Ärztinnen zeigen, dass für die erkrankten Kinder diese Situation sehr belastend sein kann. Dieser Irrtum, der bis heute Alltag in vielen Kliniken ist, wirkt sich nicht selten stark auf die Kommunikation mit sterbenskranken Kindern aus. 1996 äußerte sich ein amerikanischer Pädiater bezüglich der Frage, was er seinem Kind sagen würde, würde es sich im Endstadium einer Krankheit befinden. Er antwortete, „[…] er könne sich selbst nicht entscheiden ob er die brutale Wahrheit oder die tröstliche Lüge wählen würde […]" (Niethammer, 2014, S. 655). Die Belastungen, die es für Kinder und deren Eltern zu bewältigen gibt, unterscheiden sich von Familie zu Familie sehr. Unterschiede ergeben sich sowohl durch die Art der Erkrankung als auch durch unterschiedliche Alters- und Entwicklungsstadien, in welchen sich das Kind befindet. Die Unterschiedlichkeit solcher Versorgungen erfordert eine spezialisierte und qualifizierte Pflege und Begleitung, welche sich sowohl an den Bedürfnissen der Kinder als auch der Eltern orientiert. Bisher liegen jedoch wenige Ergebnisse zu diesen spezifischen Bedürfnissen in so wichtigen Lebenssituationen vor. Eine Studie diesbezüglich zeigt einen starken Entwicklungsbedarf hin zu mehr Ehrlichkeit und Enttabuisierung vom Thema Tod und Sterben (Jennessen in Oetting – Roß, 2014, S. 597). Ein weiterer wichtiger Aspekt ist, dass Eltern ihre Kinder schützen wollen und unsicher sind inwiefern solche offenen Gespräche überhaupt möglich und hilfreich sind. Da der Tod junger Patienten/Patientinnen nichts Alltägliches ist, kann dies mit einer starken Überforderung der Pflegekräfte einhergehen. Dennoch scheint es Einigkeit darüber zu geben, dass der Kommunikation eine wichtige Rolle in der pädiatrischen Palliativversorgung zukommt. Eltern gelten dabei als Hauptansprechpartner, da Kinder besondere Kommunikationsformen bedürfen und es weiterhin noch Unsicherheit gibt inwiefern Kinder in den Entscheidungsprozess einbezogen werden sollen (Zernikow & Nauck in Oetting – Roß, 2014, S. 598 - 599).

Grundsätzlich wurde 1978 erforscht, dass kranke Kinder in langen Krankheitsphasen ein emotionales, physisches und kognitives Wissen in Bezug auf ihre Krankheit entwickeln und daher auch in der Lage sind unter extremen Bedingungen auf veränderte Anforderungen einzugehen. Kinder haben das Bedürfnis am Geschehen teil haben zu wollen. Trotz der Unsicherheiten entwickelt sich gerade international die Tendenz, den/die Patienten/Patientin weitestgehend über seine/ihre aktuelle Situation aufzuklären. Gespräche über Sterben und Tod sind für uns Menschen eine Herausforderung. Sie führen unweigerlich dazu, dass wir uns selbst mit dieser Thematik auseinandersetzen müssen. Meist wollen wir uns mit dieser Thematik nicht auseinandersetzen, da wir selbst Angst davor haben. Erwachsenen greifen jedoch auf mehr Lebenserfahrung zurück, die hilft, solche Themen besser verarbeiten zu können. Mit Kindern hingegen über solche Themen zu reden erscheint dabei fast unmöglich. Mit dem Argument der Fürsorge versuchen Eltern und Pflegekräfte ihren Kinder oder Patienten/Patientinnen in gewisser Weise vor etwas zu schützen, was ihnen eventuell selbst Angst und Sorgen bereitet, vielleicht auch in gewisser Weise aus Selbstschutz und Angst durch weitere Fragen noch intensiver mit dem Thema konfrontiert zu werden (Oetting – Roß, 2014, S. 598 – 599). Sowohl die Haltung der Pflegenden als auch die Haltung der Eltern spielt nachweislich eine große Rolle im Prozess des Sterbens. Im Folgenden wird dazu ein exemplarisches Fallbeispiel aufgeführt, um die Thematik im Praxisalltag zu verdeutlichen.

Patient X ist 12 Jahre alt. Aufgrund einer langen onkologischen Erkrankung (auf die in diesem Fallbeispiel nicht näher eingegangen wird, da diese keine Relevanz für die pflegeethische Entscheidung hat), befindet sich der Patient in seiner finalen Lebensphase. Seit einem Tag ist sowohl der Pflegekraft als auch den Eltern bekannt, dass nach langer Therapie, nun keine Therapiemöglichkeiten mehr zur Verfügung stehen. Der Patient wird ab diesem Zeitpunkt als palliativer Patient behandelt. Palliativ bedeutet, dass es keine heilende Therapie gibt, sondern nur symptomlindernde Therapien zur Aufrechterhaltung der Lebensqualität. Er wird im Verlauf der nächsten Wochen versterben. Aktuell liegt er auf einer pädiatrischen Intensivstation, da sein Zustand sehr instabil ist. In einer ruhigen Minute, während einer

Pflegerunde, fragt Patient seine Eltern, ob er bald sterben werde. Seine Eltern erwidern, dass sein Zustand soweit stabil sei und er sich keinerlei Sorgen machen müsse. Der Patient reagiert eher zurückhaltend und akzeptiert die Antwort seiner Eltern. Kurze Zeit später verlassen die Eltern das Zimmer des Jungen, da nun die Nachtruhe einkehrt. Patient ist in dieser Nacht sehr unruhig. Um 4 Uhr morgens kann er nicht mehr schlafen und ruft die Pflegekraft. Er hat das Bedürfnis über seinen Zustand zu sprechen. Während des Gesprächs ist Patient sehr aufgelöst, da er spürt, dass etwas nicht stimmt und fragt erneut ob er bald sterben werde. Da die Pflegekraft nicht über den weiteren Therapieverlauf des Patienten ohne Beisammensein der Eltern sprechen darf, ist sie gezwungen dem Patienten ebenfalls nicht die Wahrheit zu sagen. Der Patient wirkt, als würde er die Situation resignierend akzeptieren müssen. Er scheint in diesem Moment sehr enttäuscht zu sein. Er sagt, er wisse, dass etwas nicht mit ihm stimmt. Die Pflegekraft verlässt mit einem unguten Gewissen das Zimmer. Zwei Tage später sucht sie das Gespräch mit den Eltern. Sie fühlt sich zunehmend in einem ethischen Konflikt mit der stellvertretenden Entscheidung der Eltern und zweifelt an der moralischen Korrektheit. Wieso fühlt sich die Pflegekraft in einem moralischen Konflikt, obwohl beide unter dem Aspekt der Fürsorge handeln?

Um diese Frage anhand handlungsleitender Werte und Prinzipien zu erörtern, ist es wichtig, zunächst grundlegende ethische Begrifflichkeiten zu klären und zwei zentrale Begründungsansätze darzustellen.

1.2   Fragestellung und Zielsetzung

Die pflegerische Versorgung am Lebensende pädiatrischer Patienten/Patientinnen ist weiterhin eine große Herausforderung, wenn es um den Aspekt der Fürsorge der Eltern und der Pflegekräfte geht. Dies bietet immer wieder die Grundlage pflegeethischer Auseinandersetzungen mit Konfliktsituationen. Diese Arbeit beschäftigt sich mit dem pflegeethischen Konflikt der Pflegekraft unter Anbetracht ihrer eigenen Fürsorge für ihren Patienten und dem Aspekt der Fürsorge der Eltern in Bezug auf ihr minderjähriges Kind. Sie geht dabei der Frage nach, welche pflegeethischen Werte und Prinzipien für Pflegekräfte und welche Werte und Prinzipien für Eltern handlungsleitend sind und weshalb Konflikte daraus entstehen können. Ziel der Arbeit ist es, die handlungsleitenden Werte und Prinzipien zu erläutern und den entstehenden Konflikt im exemplarischen Fallbeispiel genauer darzustellen.

1.3 Verwendete Literatur und Aufbau der Arbeit

Die Arbeit gliedert sich in insgesamt vier Kapitel. Das erste Kapitel führt in das Thema ein, beleuchtet die Relevanz der Thematik und erklärt die Fragestellung und Zielsetzung des hierzu behandelten Themas. Dazu wird ein pflegeethischer Konflikt, anhand eines exemplarischen Fallbeispiels zum Thema Fürsorge der Pflegekräfte und Fürsorge der Eltern in Bezug auf den pädiatrischen Patienten dargestellt, auf welches im dritten Kapitel Bezug genommen wird. Das zweite Kapitel gibt eine allgemeine Einführung in die philosophische Ethik mit der Bereichsethik der Pflege. Hier werden die wichtigen Begriffe „Werte", „Normen" und „Prinzipien" erläutert und das Thema „ethischer Konflikt" näher betrachtet. Am Ende des zweiten Kapitels werden noch zwei ausgewählte ethische Begründungstheorien vorgestellt. Im dritten Kapitel wird Bezug auf das exemplarische Fallbeispiel genommen und dabei auf die handlungsleitenden Werte und Prinzipien eingegangen und diese anhand des ICN Ethikkodex erläutert und diskutiert. Anschließend wird der zentrale ethische Konflikt anhand der bereits in Kapitel zwei vorgestellten Begründungstheorien aus verschiedenen Blickwinkeln beleuchtet. Das vierte Kapitel schließt mit einem Fazit ab. Da es sich bei diesem Thema um ein wenig diskutiertes Thema handelt, hat es sich eher als schwierig erwiesen, hilfreiche Literatur zu finden. Die Literaturrecherche erfolgte mit der BOSS Suchmaschine der Hochschule. Zeitschriften wurden über die CARELIT Datenbank der Hochschule bezogen. Die Suchbegriffe „Kinder* und Sterben", „Kinderkrankenpflege und Ethik" und „Kinderkrankenpflege und Fürsorge" ergaben dabei die meisten Suchergebnisse. Wie bereits oben beschrieben, bestätigen die wenigen Suchergebnisse die Tabuisierung dieser doch sehr aktuellen Thematik.

2. Einführung in die Pflegeethik
2.1 Philosophische Ethik und Pflegeethik

Die *Ethik* ist laut Pieper, eine Disziplin der Philosophie und versteht sich als Wissenschaft vom moralischen Handeln. Als Begründer dieser Disziplin gilt Aristoteles. Er beschreibt die Ethik als eine praktische Philosophie und unterscheidet damit als Erster die praktische von der theoretischen Philosophie. Das Wort *Ethik* stammt aus dem Griechischen *ethos* und bedeutet *Gewohnheit, Sitte oder Brauch.* Nur wer Handlungsregeln und Wertmaßstäben nicht unüberlegt folgt, sondern sich Gedanken über das Gute macht, handelt laut Aristoteles ethisch (Pieper, 2017, S. 15 – 22). Der Begriff *ethos,* wie ihn Aristoteles beschreibt, steht im Zusammenhang mit der *ethike theoria,* welche als philosophische Tätigkeit die Frage der Vernunft in Bezug auf die bestehenden Sitten und Bräuche sieht und diese in Frage stellt, da es dem Menschen als Vernunftwesen nicht zusteht, sich blind durch Vorgaben leiten zu lassen (Fischer, Gruden, Imhof & Strub, 2008, S. 20). Die philosophische Ethik beschäftigt sich dabei grundlegend mit der Frage: Wie soll ich handeln? Sie versucht zu klären, was moralisch richtig und gegeben, gut, falsch oder schlecht ist, und versucht dann dieses Urteil zu begründen (Wiesing, 2012, S. 23).

Zu unterscheiden gilt das Wort *Moral*, welches aus dem lateinischen Wort *mos* stammt und ein Synonym für *Sitte* ist (Pieper, 2017, S. 22). In Bezug auf die Ethik erscheint immer wieder der Begriff Moral. Dieser wird in der Alltagssprache häufig als bedeutungsgleiches Wort für *Ethik* verwendet. In der Philosophie haben diese Begriffe zwei unterschiedliche Bedeutungen (Marckmann, 2015, S. 4). Die Moral entwickelt sich aus Grundsätzen und Normen, die traditionell, religiös oder gesellschaftlich geformt werden (Eisenmann, 2012, S. 42). Die 10 Gebote sind ein Beispiel für moralisches Handeln mit religiösem Hintergrund. Die Moral gibt an welches Verhalten als richtig und welches Verhalten als falsch angesehen wird. Während die Moral mit dem Handeln unmittelbar verbunden ist, erschließt die Ethik die kognitive Struktur eines gewissen Handelns und macht durch die Aufschlüsselung und Reflektion moralischer Handlungen dessen Strukturen transparent (Marckmann, 2015, S. 4; Pieper, 2017, S. 13 - 20; Eisenmann, 2012, S. 42). Mit der Ethik gelingt es uns, moralische Konflikte und Konsequenzen zu erfassen, zu durchdenken und uns nach logischer Überlegung für bestimmte Handlungsweisen zu entscheiden (Pieper, 2017, S. 13; Fischer et al., 2008, S. 23).

Die Philosophische Ethik wird in zwei Teildisziplinen unterteilt. Die Allgemeine Ethik (Grundlagenethik) und die Angewandte Ethik. Die *Pflegeethik* ist wiederum als Bereichsethik der angewandten Ethik aufzufassen. In Bereichsethiken werden spezifische ethische Fragen des jeweiligen Bereiches erfasst (Lay, 2004, S. 37 – 38).

Die Pflegeethik hat sich Jahrzehnte lang an der Medizinethik orientiert. Mit Florence Nightingale, kam es Anfang des 20. Jahrhunderts zu einer zunehmenden Professionalisierung der Pflege (Steinkamp & Gordijn, 2010, S. 20; Lay, 2004, S. 84). *„Die Rolle der Krankenschwester innerhalb der Pflege […] änderte sich von der gehorsamen Helferin des Arztes zu einer unabhängigen qualifizierten Kraft, die für das was sie in ihrem Beruf tut (oder nicht tut), zur Rechenschaft gezogen werden kann"* (Fry in Lay, 2004, S. 83). Bei der Bereichsethik der Pflege, handelt es sich vor allem um das korrekte Handeln auf der Grundlage gewisser Normen, Werte und Prinzipien. Während Ärzte/Ärztinnen meist nur mit medizinischen Belangen konfrontiert sind, hat die Pflegekraft die Aufgabe, sich auch um persönliche Belange des/der Patienten/Patientin als Ganzes zu sorgen und psychisches, physisches und soziales Wohlbefinden zu fördern und nicht nur die Krankheit und dessen Behandlung in den Fokus zu stellen (Eisenmann, 2012, S. 126 – 127). Auf viele ethische Fragen in der Pflege gibt es nicht nur eine Antwort. Es geht darum eine Antwort auf die Frage zu finden, was in einer spezifischen Situation das gute und richtige Handeln auszeichnet (Riedel, 2017, Absatz 2). Der ICN Ethik Kodex (International Council of Nurses) wurde als Leitfaden für ein Handeln nach ethischen Werten entwickelt und gilt als pflegerisches Berufsethos. Der Kodex enthält eine Zusammenstellung von Verhaltensweisen und -maximen, welche sich im Bereich der Pflege als zweckmäßig erwiesen haben (Lay, 2004, S. 40). Die pflegerische Handlung beruht immer auf der Achtung der Menschenrechte und der Achtung der Würde des Patienten. Der Berufskodex fordert die Pflegekräfte über die Normen heraus, eine ethische Reflexion der jeweiligen Pflegesituation zu erheben (Rabe, 2009, S. 33). Potentiell ethische Konfliktfelder entstehen vor allem in Bereichen, in denen Menschen nicht fähig sind selbst Entscheidungen zu treffen. Dabei hilft die pflegerische Berufsethik den Pflegekräften in konfliktreichen Handlungsfeldern diskurs- und handlungsfähig zu bleiben (Monteverde, 2012, S. 28). Die Reflexion solcher Konflikte erfolgt anhand der Verwendung von Instrumenten der philosophischen Ethik (Monteverde, 2012, S. 27). Ansätze der philosophischen Ethik, wie die der Deontologie und der Teleologie, eignen sich, um den im exemplarischen Fallbeispiel entstehenden Konflikt um bestimmte Normen, Werte und Prinzipien zu erörtern (Monteverde, 2012, S. 20 -21; Maio, 2017, S. 19). Darüber hinaus gibt es andere Ansätze der philosophischen Ethik, welche in dieser Hausarbeit jedoch nicht näher betrachtet werden.

2.2 Werte, Normen und Prinzipien

Werte und Normen entwickelten sich im Laufe der Jahrhunderte aufgrund von Kultur und Gesellschaft und leiten das menschliche Handeln. Im Laufe des Lebens verändern oder passen sich Normen und Werte an. Diese werden meist durch Erziehung, sozialen Status und/oder der Gesellschaft geprägt, in der Menschen miteinander leben. Sie sind in der Lage diese Werte und Normen zu erkennen, zu reflektieren und sie gegeben falls zu verändern (Schreiner in Lay, 2004, S. 31; Steinkamp et al., 2012, S. 55). Wenn Menschen ethisch argumentieren, beziehen Sie sich daher stetig auf Normen, Werte und Prinzipien.

Werte werden als erstrebenswerte oder moralisch gut betrachtete Eigenschaften eines Individuums in der Gesellschaft gesehen (Steinkamp et al.; 2010, S. 50). Sie entwickeln sich aus sozialen Gewohnheiten, Regeln, Religion und Sitten (Eisenmann, 2012, S. 143). Werten wird dabei ein viel höherer Stellenwert zugeschrieben als dem Selbstzweck (Steinkamp et al.; 2010, S. 55). Sie sind notwendig, um in einer Gesellschaft miteinander auszukommen. Grundlegende Werte sind zum Beispiel Ehrlichkeit oder Fürsorge (Eisenmann, 2012, S. 148; Maio, 2017, S. 15). Es ist gut sich daran zu halten, man wird aber nicht zu konkreten Handlungen gezwungen. Da Wertverstöße nicht sanktioniert werden, haben sich in der Ethik Normen entwickelt (Eisenmann, 2012, S. 193). Diese sagen aus, was in einer Situation notwendig und als allgemein gültig angesehen wird (Steinkamp et al.; 2012, S. 56).

Normen, wie oben erwähnt, sind Handlungsvorschriften, welche sagen was getan oder nicht getan werden soll (Eisenmann, 2012, S.196; Maio, 2017, S. 14). Das Wort *Norm* kommt aus dem lateinischen *norma* und wird mit *Richtschnur* oder *Maßstab* übersetzt. Richtschnur im Sinne einer Verhaltenserwartung an der sich das Handeln orientieren soll, eine sogenannte ethisch – moralische Zielvorstellung. (Eisenmann, 2012, S. 196 – 205; Maio, 2007, S. 14). Diese können formell (Gebote) oder auch informell sein (Traditionen) (Pieper, 2017, S. 34). Im Unterschied zu *juristischen* Normen, werden *moralische* Normen nur durch sogenannte weiche Maßnahmen sanktioniert, zum Beispiel durch soziale Ächtung (Maio, 2017, S. 14). Ein Beispiel für eine moralische Norm wäre das Gebot der Nächstenliebe. „Liebe deinen Nächsten wie dich selbst" (Körtner, 2012, S. 14). Es wird erwartet, dass sich das Handeln jedes Menschen an diesem Gebot orientiert. Während den Werten eine begründende Funktion zukommt, haben die Normen die Aufgabe, zur konkreten Umsetzung der abstrakten Werte anzuleiten. Aus Grundwerten wie Freiheit, Gerechtigkeit und Gleichheit sind in der Vergangenheit auch Gesetze entstanden, zum Beispiel das deutsche Grundgesetz mit dem ersten Artikel, „Die Menschenwürde ist unantastbar". Solche Gesetze stellen eine Normierung des Verhaltens dar (Eisenmann, 2012, S. 215 – 216).

In der Ethik gehen *Prinzipien* über die Normen hinaus und rechtfertigen normbezogenes Handeln (Eisenmann, 2012, S. 201; Fölsch, 2008, S. 35; Maio, 2017, S. 17).

Normen sind meist nur für bestimmte Situationen oder Handlungen ausgelegt während Prinzipien meist mehrere Normen und Werte umfassen. Ein Beispiel für ein ethisches Prinzip wäre die allgemein bekannte *Goldene Regel „Was du nicht willst was man dir tu, das füg auch keinem andern zu"* (Körtner, 2012, S. 14; Pieper, 2017, S. 34). Die Goldene Regel soll dazu fungieren, den Menschen anzuregen, über sein Verhalten zu reflektieren und nicht aus einem unmittelbaren Wollen (Interesse oder Bedürfnis) heraus zu handeln, da es nur dann eine moralisch korrekte Handlung ist (Pieper, 2017, S. 34). Im Alltag stoßen Pflegekräfte oft auf Probleme in denen moralische Unsicherheit entsteht. In der Pflegeethik eignen sich besonders Ansätze der Prinzipienethik, da diese bei Entscheidungen eine Orientierung geben, da sie als handlungsleitende Regeln einen Spielraum für Interpretation lassen. Denn auch wenn jede ethisch relevante Pflegesituation individuell erscheint, gibt es dennoch Gemeinsamkeiten. Diese Gemeinsamkeiten werden als Prinzipien ausgedrückt (Fölsch, 2008, S. 35). Handlungsleitende Prinzipien in diesem Fallbeispiel sind die des *Wohltuns und der Fürsorge*. Diese werden im nächsten Kapitel genauer erläutert.

Wenn mehrere Werte oder ethische Prinzipien in Widerspruch geraten und eine unvermeidbare Handlung erfordern, aber letztendlich ein Wert oder Prinzip als moralisch richtig benannt werden kann, wird von einem moralischen Konflikt gesprochen (Eisele, 2017, S. 16). Ethische Konflikte entstehen zwischen zwei oder mehr Personen, welche unterschiedliche Wertvorstellungen haben (Frewer, Bruns & May, 2012, S. 36).

Pflegekräfte sind in ihrer Arbeit immer wieder mit ethischen Konflikten konfrontiert. Gerade wenn es um stellvertretende Entscheidungen bei pädiatrischen Patienten/Patientinnen geht (Nickel – Schampier, 2017, S. 13).

Eine naheliegende Strategie den Konflikt zu beleuchten, besteht darin die Klärung aus allgemeinen moralischen Grundsätzen der normativen Ethik abzuleiten und diese multiperspektiv zu beleuchten. Diese reflektieren, beurteilen und begründen einzelne moralische Werte und Prinzipien (Lay, 2004, S. 98; Bleisch & Huppenbauer, 2011, S. 50). In der Literatur werden unterschiedliche Instrumente vorgeschlagen, die eine Entscheidungsfindung erleichtern sollen. Im weiteren Verlauf werden die Ansätze der deontologischen und der utilitaristischen Theorie näher betrachtet (Bleisch et al., 2011, S. 51).

2.3 Utilitarismus

Die *teleologische* Ethik geht davon aus, dass sich gute Handlungen an Zwecken orientieren und somit zweckmäßig oder zielgerichtet ablaufen. Dabei stehen die Folgen des Handelns im Mittelpunkt, also das Ergebnis des Handelns selbst (Eisenmann, 2012, S. 65). Das Wort *Teleologie* hat seinen Ursprung aus dem griechischem *teleios/telos* = *Ziel* und *logos* = *Vernunft.* In Anlehnung an Eisenmann lautet die Grundnorm der Teleologie, *„Eine Handlung wird erst durch das, was es hervorbringt, sittlich gut"* (Eisenmann, 2012, S. 66). Da die Folgen entscheidend für die moralische Qualität einer Handlung sind, wird die teleologische Ethik auch als konsequentialistische Ethik bezeichnet (Rabe, 2009, S. 99; Eisenmann, 2012, S. 99).

Ein weiteres ethisches Theoriemodell der Neuzeit, basierend auf der teleologischen Ethik, ist der *Utilitarismus.* Der Philosoph Jeremy Bentham gehört zu dessen Hauptvertretern und formulierte das *Prinzip des Nutzens.* Demnach ist all das gut, was *„das größte Glück der größten Zahl"* – bezogen auf alle von einer Handlung betroffenen Menschen – hervorbringt (Rabe, 2009, S. 99; Eisenmann, 2012, S.66 – 67). Das Wort *Utilitarismus* stammt aus dem lateinischen *utilitas* und bedeutet *Nutzen* oder *Vorteil.* Das Ziel des utilitaristischen Handelns liegt nicht darin, für die Person selbst den größten Nutzen zu erzielen, sondern den größtmöglichen Vorteil einer Situation für alle Beteiligten zu erlangen. Der Utilitarismus stellt in Frage, ob auch dann eine moralisch korrekte Handlung erfolgen muss, wenn sie in einer konkreten Situation mehr negative statt positiver Folgen hat (Neitzke & Vollmann, 2008, S. 33; Schroth, 2011, S. 41 – 42). Als Beispiel eignet sich das Gebot der Wahrheit. Der Mensch lernt, dass es wichtig ist immer die Wahrheit zu sagen, denn er/sie soll nicht lügen. Aus utilitaristischer Sicht ist es jedoch gegeben, nicht die Wahrheit zu sagen, denn er/sie könnte durch eine Lüge das Menschenleben vieler Menschen retten, da er/sie bewusst nicht den Aufenthaltsort dieser Menschen verraten würde. Der Schaden, welcher durch den Regelbruch hervorgerufen wird, ist laut dem Utilitarismus weniger schlimm, als die Folge, dass viele Menschen, bei Verrat des Aufenthaltsortes, sterben würden. Deshalb ist es in solchen Situationen geboten die Unwahrheit zu sagen. Die Grundidee des Utilitarismus ist laut Elizabeth Anscombe, das Gute immer zu maximieren und als größtmögliches Ziel für alle zu verfolgen (Neitzke et al., 2008; Schroth, 2011, S. 41 – 42). Als Gegenentwurf des Utilitarismus steht die Deontologie, welche sagt, dass bei der Utilitaristischen Theorie auch Gefühle, subjektive Bedürfnisse oder Anschauungen in die moralische Urteilsfindung einfließen. Laut der Deontologen darf dies aber nicht zur Begründung von Moral hinzugezogen werden (Neitzke et al., 2008, S. 32 – 33).

2.4 Deontologie

Der Begriff der *Deontologie* stammt vom griechischen Wort *to deon* ab. Dies bedeutet *Pflicht* oder *das Erforderliche* und beschreibt die Pflichtethik (Steinkamp et al., 2010, S. 38). „Die Pflichtethik ermittelt das Richtige aus Pflichten und Rechten" (Monteverde, 2012, S. 20; Rabe, 2009, S. 100). Als wichtigster Vertreter der Deontologie und Begründer des *kategorischen Imperativs* gilt Immanuel Kant (Eisenmann, 2012, S. 67; Monteverde, 2012, S. 20). Der kategorische Imperativ sagt aus, „handle nur nach der Maxime, durch die du zugleich wollen kannst, dass sie allgemeines Gesetz werde". Er gilt in der kantischen Theorie als oberstes universales Moralprinzip (Rabe, 2009, S. 100 – 101; Pauer – Studer, 2010, S. 38). Ein Imperativ ist ein normatives Urteil, der ein Sollen, ausspricht. Der kategorische Imperativ drückt dabei eine absolute Norm der Vernunft aus, ohne Rücksicht auf einen Zweck des Willens zu nehmen (Rabe, 2009, S. 101). Dies bedeutet, dass nur Handlungen eine moralisch gute Qualität haben, welche nicht auf persönlichen Wünschen oder Interessen basieren. Grund dafür ist, dass der Mensch ein *Vernunftwesen* ist und nicht nach Antrieben handelt, sondern nach seiner Vernunft. Formuliert wird dies in der Selbstzweckformel von Kant. Demzufolge ist jede Person „jederzeit zugleich als Zweck, niemals bloß als Mittel zu behandeln [...]" (Marckmann, 2015, S. 6; Fischer et al., 2007 S. 34 – 35). Vernunftwesen sind verpflichtet ihre Handlungen zu prüfen, ob sie einer für alle geltenden Maxime folgen und ob dabei das Recht aller betroffenen Menschen berücksichtigt wird (Großklaus – Seidel, 2002, S. 46).

Lügen ist, wie man in der Gesellschaft als Kind gelernt hat, etwas Unmoralisches. Und da der Mensch gelernt hat nicht zu lügen, ist er/sie laut Kant verpflichtet immer die Wahrheit zu sagen, da er/sie selbst nicht angelogen werden will (Schmidt, 2011, S. 43; Monteverde, 2012, S. 20 – 21). Wichtig in diesem Theoriemodell ist, dass die Folgen der Handlungen irrelevant sind, solange die Handlung an sich moralisch korrekt ist (Richardson et al., 1998, S. 23).

Mit diesem Kapitel wurden die Grundlagen geschaffen für die theoretische Auseinandersetzung der zentralen Werte und Prinzipien im Fallbeispiel.

3. Der zentrale pflegeethische Konflikt im exemplarischen Fallbeispiel

3.1 Handlungsleitende Werte und Prinzipien im Fallbeispiel

Im Folgenden werden die zentralen handlungsleitenden Werte und Prinzipien für das professionelle Handeln der Pflegekraft im Fallbeispiel dargestellt.

Diese werden sowohl aus der Sicht der Pflegekraft als auch aus der Sicht der Eltern betrachtet. Das zentrale Prinzip, welches in diesem Fallbeispiel behandelt wird, ist das *Prinzip des Wohltuns und der Fürsorge*. Da das allgemein geltende Prinzip des Wohltuns und der Fürsorge des ICN Kodex nicht ausreicht, um das Fallbeispiel zu erörtern, werden weitere Werte in die Betrachtung miteingeführt (Lay, 2004, S. 185).

Wie im zweiten Kapitel erwähnt, dient der ICN Ethikkodex als Leitfaden für ethisches Handeln, welcher sich an sozialen Werten und Bedürfnissen orientiert und für Pflegekräfte handlungsleitend ist (ICN, 2010, S. 4). Dieser beschreibt das Prinzip der Fürsorge damit, dass „die Pflegende [...] ihre berufliche Tätigkeit zum Wohle des Einzelnen, der Familie und der sozialen Gemeinschaft ausübt [...]" (ICN, 2010, S. 2).

Das Wohl des/der Patienten/Patientin liegt damit im Mittelpunkt des Handelns, wobei der Kodex auch gleichzeitig vorschreibt, sich um das Wohl der Familie zu kümmern. Die Pflegekraft gerät somit in den Konflikt sich einerseits um das Wohl ihres Patienten zu kümmern, andererseits auch im Interesse der Eltern zu handeln. Ihre primäre Verpflichtung gilt dennoch ihrem Patienten und der Verpflichtung ihm das zu gewähren was ihm „gut tut" und ihm nützt (Fölsch, 2008, S. 89; ICN Ethikkodex, 2010, S. 2). Das Prinzip der Fürsorge stellt Pflegende vor Fragen, wie: „Was ist das Wohl des/der Patienten/Patientin? Was glaube ich als Pflegekraft, was das Beste für meinen/meine Patienten/Patientin ist?" (Fölsch, 2008, S. 115). Das Prinzip des Wohltuns und der Fürsorge kann somit als Begründung der Pflegekraft dienen, zu erklären, was das Wohl ihres Patienten aus ihrer Sicht bedeutet. Da es eine grundlegende Aufgabe ist, welche das Berufsethos ihr aufträgt, sieht sie sich darin bekräftigt, ihren Patienten soweit aufzuklären, dass er das Ausmaß seines Zustandes auch verstehen kann (Fölsch, 2008, S. 89 – 92). Aus dem exemplarischen Fallbeispiel kristallisiert sich heraus, dass es für die Pflegekraft von großer Bedeutung ist, ihrem Patienten im Fallbeispiel die Wahrheit über seinen aktuellen Zustand zu sagen. Trotz allem hat die Fürsorge der Pflegekraft in Bezug auf minderjährige Patienten auch Grenzen, da ihr Patient rechtlich gesehen noch urteilsunfähig ist und seine Eltern somit für sein Wohlergehen verantwortlich sind (Richardson et al., 1998, S. 89; Niethammer, 2010, S. 56 – 57).

Im Gegensatz dazu steht ebenfalls das Prinzip des *Wohltuns* und der *Fürsorge* aus Sicht der Eltern. Die Eltern haben aufgrund des §1626 im BGB, die Sorgerechtspflicht und sind somit stellvertretende Entscheidungsträger in dieser Situation. Sie haben die Pflicht für das

Kind zu sorgen. Hier ist der Aspekt der Fürsorge verankert (§ 1626, Absatz 1, BGB). Dabei stellt sich die Frage, wie die Fürsorge aus Sicht der Eltern verstanden wird.

Ausschlaggebend für die Entscheidung ist dabei, ebenso wie bei der Entscheidung der Pflegekraft, dass das Wohl des Kindes im Mittelpunkt steht und berücksichtigt wird. Wenn die Eltern aber entscheiden, dass ihr Kind noch nicht reif genug ist, mit so einer schwerwiegenden Entscheidung auszukommen, steht es ihnen zu, die Entscheidung im besten Interesse des Kindes zu treffen (Maio, 2017, S. 245; Rixen, 2012, S. 461). Es liegt dabei in ihrer Verantwortung das Kind zu schützen. Gründe für das Vorenthalten von Informationen in Bezug auf die eigenen Kinder, beziehen sich oft auf das Argument der Fürsorge. Die Familie befürchtet, dass die Informationen nicht zum Wohle ihres Kindes führen werden, da dieses mit der Information überfordert sein könnte oder das Wissen eher Schaden statt Nutzen hervorbringt. Das Wohl des Patienten wird hier im Rahmen der Fürsorge, subjektiv bestimmt (Fölsch, 2008, S. 110 – 112; Rixen, 2012, S. 462; Niethammer, 2010, S. 70). Oftmals ist der Grund solcher Handlungen auch, dass Eltern sich selbst vor dem Thema Tod fürchten. Der Tod geht einher mit Ängsten und Unsicherheit. Diese Ängste wollen die Eltern nicht auf ihr Kind übertragen. Es lässt sich eher mit dem Gewissen vereinbaren, seinem Kind nicht die Wahrheit zu sagen, da man eventuell selbst mit seinen Gefühlen in diesem Moment konfrontiert wird (Richardson et al., 1998, S. 87; Niethammer, 2010, S. 70 – 73). Richardson et al. erklärt weiter, dass manche auch vor der Realität die Augen verschließen, da sie den Tod nicht wahrhaben wollen.

Das *Prinzip der Fürsorge* schließt im Fallbeispiel auch den *Wert des Nichtschadens* mit ein. Dieser spiegelt sich ebenso im ICN Ethikkodex wider. „Die Pflegende behandelt jede persönliche Information vertraulich und geht verantwortungsvoll mit der Informationsweitergabe um" (ICN Ethikkodex, 2010, S. 2). Der Wert des Nichtschadens fordert dabei, Handlungen zu unterlassen die dem/der Patienten/Patientin Schaden zufügen (Fölsch, 2008, S. 126). Dies beinhaltet aber auch, Informationen so weiter zu geben, dass sie bei dem/der Patienten/Patientin keine weiteren Ängste verursachen, sondern im besten Fall Ängste lindern (Richardson et al., 1998, S. 89). Die Pflegekraft legt ihr Handeln auch nach diesem Wert aus. Sie darf ihrem Patienten nicht die Wahrheit sagen, denn sie möchte nicht der Beziehung zwischen Kind und Eltern schaden, wenn dieser weiß, dass die Eltern ihm diese Information vorenthalten haben (Niethammer, 2010, S. 57 – 58). Aus Sicht der Eltern ist der Wert des Nichtschadens aber eher damit zu erklären, dass sie aus Fürsorge ihrem Kind gegenüber, nicht wollen, dass ihr Kind diese Information über seinen palliativen Zustand bekommt, da sie Angst haben, dass ihr Kind diese Informationen nicht bewältigen kann (Niethammer, 2010, S59). Ebenso ist nicht auszuschließen, dass die Eltern in dieser schwierigen Situation selbst noch Hoffnung auf ein Wunder haben oder sehr gläubig sind und die Hoffnung, trotz infauster Diagnose nicht aufgeben wollen. Möglich scheint auch er Gedanke, dass sie ihrem Kind die Hoffnung auf Genesung nicht nehmen wollen und Angst haben, dass er dann nicht mehr so stark gegen seine Krankheit kämpft, sondern resigniert (Niethammer, 2010, S. 143). Die Eltern wollen durch das Schweigen eventuell auch sich selbst keinen Schaden zufügen oder das bevorstehende Todesereignis in Berührung mit sich selbst kommen lassen (Kränzle, 2018, S. 104 – 106).

Ein weiterer Wert im Fallbeispiel, der eng mit dem *Prinzip der Fürsorge* zusammenhängt, ist der *Wert der Ehrlichkeit* (Niethammer, 2010, S. 83). Die Pflegekraft wird damit konfrontiert, dass ihr Patient über seinen Zustand informiert werden möchte. Sie gerät dabei innerlich in einen ethischen Konflikt, da sie, aufgrund der stellvertretenden Entscheidung der Eltern, ihrem Patient nicht die Wahrheit über seinen aktuellen Zustand sagen darf, obwohl der Wille, die Wahrheit zu kennen, vom Patienten eindeutig formuliert wird (Richardson et al., 1998, S. 85 – 86).

Nicht die Wahrheit zu sagen, spricht gegen das ethische Prinzip der Fürsorge und führt selten zum Wohl des/der Patienten/Patientin (Fölsch, 2008, S. 112; Niethammer, 2010, S. 82 – 83). „[...] Pflegekräfte haben die Pflicht die Wahrheit zu sagen und das Recht des/der Patienten/Patienten auf Informationen zu wahren [...]" (Rumbold in Fölsch, 2008, S. 114). Durch das Verschweigen der Wahrheit wird oft nur erreicht, dass es immer weiter zu Verstrickungen kommt, da man nur gewisse Informationen zum/zur Patienten/Patientin durchdringen lassen kann (Fölsch, 2008, S. 112; Niethammer, 2010, S. 79). Ehrlichkeit oder Offenheit dem/der Patienten/Patientin gegenüber, hat laut Richardson et al. gezeigt, dass der/die Patient/Patientin somit an Entscheidungen über die von ihm/ihr gewünschte Behandlung und Pflege teilnehmen kann oder manchmal sogar seine Beerdigung selbst planen möchte (Niethammer, 2010, S. 81). Meist ist dem/der Patienten/Patientin die Diagnose bereits bewusst, da die Reaktionen und Haltungen der Umgebung, der stellvertretenden Entscheidung angepasst werden, was dazu führt, dass der/die Patient/Patientin oftmals versucht Leid und Kummer den Eltern zu ersparen, da er/sie merkt, dass man nicht über den bevorstehenden Tod sprechen möchte. Ängste und Hoffnungen können somit aber nicht ausgesprochen werden. Ehrlichkeit bietet die Basis für ein vertrauensvolles Verhältnis zwischen Pflegekraft und Patient/Patientin und Angehörigen und Pflegenden (Richardson et al., 1998, S. 87).

Durch diese bestehende Asymmetrie sowohl zwischen Eltern und Sohn als auch durch die Pflegekraft und Patientenbeziehung, besteht die potentielle Gefahr, dass sowohl die Eltern als auch die Pflegekraft beide im Sinne nur das „*Gute*" für ihren Sohn/Patienten wollen, da es in ihren Augen das Beste im aktuellen Zustand des Patienten ist (Fölsch, 2008, S. 91; Lehmeyer, 2018, S.76).

Diese stellvertretende Entscheidung der Pflegekraft als auch die Entscheidung der Eltern werden als *paternalistisch* bezeichnet. Paternalistische Eingriffe stellen laut Definition Handlungen oder Entscheidungen dar, welche zwar in die Freiheit des/der Patienten/Patientin eingreifen aber im Interesse des/der Patienten/Patientin sind. Die Absicht, welche dahinter liegt, ist jemanden daran zu hindern, etwas zu tun, was für ihn/sie als schlecht erachtet wird. Der Grundgedanke liegt darin, dass die handelnde Person davon überzeugt ist, dass die andere Person unfähig ist, das zu tun, was in ihrem Interesse steht (Schaber, 2019, S. 173 – 175). Die Pflegekraft denkt, es ist gut, wenn ihr Patient über seinen Zustand aufgeklärt wird aber die Eltern möchten ihren Sohn vor weiteren Lasten bewahren und empfinden die Entscheidung ebenso als korrekt und im Sinne ihres Kindes. Beide verfolgen dabei andere Denkansätze.

Ebenso wichtig in diesem exemplarischen Fallbeispiel zeigt sich der Wert des *Respekts*. Laut dem ICN Kodex, ist die Pflegekraft dazu verpflichtet, „bei ihrer beruflichen Tätigkeit [...] ein Umfeld zu fördern, in dem [...] die Wertvorstellungen, die Sitten [...] sowie der Glaube des Einzelnen und der Familie [...] respektiert werden" (ICN Ethikkodex, 2010, S. 2). Die Pflegekraft ist also laut dem Kodex dazu aufgefordert, auch die Entscheidung der Familie, in diesem Fall der Eltern, zu respektieren und demnach ihre Entscheidung mitzutragen. Das schreibt ihr sowohl das Gesetz vor, aber auch der Ethikkodex weist auf die Notwendigkeit des moralisch korrekten Verhaltens hin und des Respektes vor der Entscheidung und Wertevorstellung der Familie (ICN Ethikkodex, 2010, S. 2).

Abschließend zu den handlungsleitenden Werten und Prinzipien ist noch zu ergänzen, dass hier explizit nicht auf das Prinzip der Autonomie des minderjährigen Patienten näher eingegangen wird. Die stellvertretende Entscheidung der Eltern für ihr Kind, bezüglich des weiteren Verlaufs der palliativen Versorgung, wurde nicht im Beisammensein des Kindes entschieden. Daher ist die potentielle Entscheidung des Kindes und die daraus resultierende Autonomie nicht Teil des Konfliktes.

In diesem Kapitel wurden, die für das Fallbeispiel relevanten pflegeethischen Werte und Prinzipien, sowohl aus der Perspektive der Pflegekraft als auch aus der Sicht der Eltern erörtert. Im Folgenden werden die daraus entstehenden zentralen Wertekonflikte, wie sie sich sowohl aus deontologischer als auch aus utilitaristischer Sicht ergeben, dargestellt.

3.2 Deontologische und Utilitaristische Betrachtung des Konflikts im Fallbeispiel

Die Schwierigkeit im exemplarischen Fallbeispiel entsteht durch den Wertekonflikt zwischen Pflegekraft, den Eltern und den ethischen Spannungsverhältnissen, welche sich in der triadischen Beziehung zwischen Eltern, Kind und der professionellen Pflegekraft gebildet haben (Lehmeyer, 2018, S. 80). Der zentrale pflegeethische Konflikt, ist ein innerer Konflikt der Pflegekraft, da sie die Fürsorge der Eltern akzeptieren muss aber selbst, aus ihrer Fürsorgepflicht dem Patienten gegenüber, anders handeln würde als ihr durch die Eltern „vorgeschrieben" wird (Fölsch, 2008, S. 112; Niethammer, 2010, S. 57). Die Eltern entscheiden, aus Sicht der Pflegekraft, etwas für ihren Patienten, was nicht den Werten und Prinzipien der Pflegekraft und nicht dem Wunsch oder Willen des Patienten selbst entspricht (Haas – Schranzhofer, 2016, S. 121; Fölsch, 2008, S. 112). Dies führt zu einem inneren Konflikt der Pflegekraft.

In Kapitel 2 wurden die einzelnen Begrifflichkeiten erklärt und die verschiedenen Theorienansätze erläutert, die dazu dienen die Werte und Prinzipien anhand verschiedener Theorien zu betrachten. Diese werden nun zur ethischen Betrachtung des exemplarischen Fallbeispiels hinzugezogen.

Aus deontologischer Sicht betrachtet, wird die Moral einer Handlung danach bewertet, ob die Absichten oder Motive der handelnden Person einer moralischen Pflicht nachgehen. Die Folgen der Handlung werden bei diesem Theorienansatz außer Acht gelassen, nur die eigentliche Handlung muss moralisch korrekt sein (Monteverde, 2012, S. 20). Betrachtet man die Situation im exemplarischen Fallbeispiel aus deontologischer Sichtweise, wäre es die Pflicht der Pflegekraft nach dem *Prinzip der Fürsorge* und dem *Wert der Ehrlichkeit* ihrem Patienten gegenüber zu handeln. Sie wäre dann verpflichtet ihrem Patienten die Wahrheit über seinen Zustand zu sagen, da er explizit danach gefragt hat (Richardson et al., 1998, S. 86). Die Folgen dieser moralisch gebotenen Handlung gilt es dabei nicht zu berücksichtigen (Monteverde, 2012, S.20). Da lügen in diesem Fall als unmoralische Handlung gelten würde, ist die Pflegekraft verpflichtet die Wahrheit zu sagen. Die Pflegekraft ist aber durch die Entscheidung der Eltern gezwungen ihren Patienten in dieser Situation anzulügen (Niethammer, 2010, S. 51). Da dies aber laut der deontologischen Sichtweise nicht Sinn und Zweck der Pflichtenethik ist, handelt die Pflegekraft in dieser Sicht unmoralisch (Pauer – Studer, 2010, S. 38). Ihre Handlung könnte darin bestärkt werden, dass auch der ICN Ethikkodex eine ehrliche Beziehung zum Patienten empfiehlt, wie bereits im letzten Kapitel erläutert (ICN Ethikkodex, 2010, S. 2). Auch wenn die Folgen der Handlung primär nicht von Bedeutung sind, könnte die Pflegekraft sich darin bestärkt sehen, dass Ehrlichkeit auch eine gewisse Basis des Vertrauens mit sich bringt und somit auch die Autonomie der

Entscheidung des Patienten unterstützt, welche bisher nicht Teil der Entscheidung war (Richardson et al., 1998, S. 86). Durch das fürsorgliche Handeln der Pflegekraft kann ein offenes und ehrliches Gespräch dem Patienten im weiteren Verlauf seiner finalen Krankheitsphase helfen. Die Fürsorge entsteht hier aus dem paternalistischen Handeln heraus entstehen, mit dem Gedanken nur das Beste Interesse seines Patienten zu vertreten.

Dem gegenüber steht die utilitaristische Betrachtungsweise des ethischen Konfliktes. Utilitaristisch betrachtet ist eine Handlung nur dann gegeben und richtig, wenn das Ziel oder die Folge, welche daraus resultiert, das größtmögliche Glück oder Nutzen für alle Beteiligten bringt (Richardson et al., 1998, S. 11).

Aus utilitaristischer Sicht betrachtet, wäre es dann in Ordnung, wenn die Pflegekraft ihren Patienten aus Sicht der Fürsorge anlügt, wenn ihr Ziel wäre die Fürsorge der Eltern als oberstes Prinzip zu akzeptieren und zu respektieren, da sie weiß, dass die Eltern im besten Interesse für ihr Kind handeln, da diese ihr Kind am besten kennen und wissen, dass er diese Nachricht, von seinem bevorstehenden Tod, nicht verkraften würde. Deshalb wäre es in diesem Moment durchaus gegeben den Patienten anzulügen, da auch hier der ICN Ethikkodex darauf hin weißt, dass die Pflegekraft die Wertvorstellungen der Familie respektiere solle (ICN Ethikkodex, 2010, S. 2).

Die Lüge an sich ist nicht so schlimm wie die Folgen, die sowohl die Beziehung zwischen Pflegekraft und Eltern als auch die Beziehung zwischen Kind und Eltern nachhaltig belasten würde. Diese Situation lässt sich sowohl aus Sicht der Pflegekraft als auch aus Sicht der Eltern betrachten.

Aus Sicht der Eltern, ist die grundlegende Aufgabe ihrer Fürsorgepflicht das Wohlergehen des Kindes in dieser schwierigen Situation aufrecht zu erhalten ohne, die in ihren Augen „schlimme" Nachricht kommunizieren zu müssen. Der Hintergedanke ist dabei nicht eigennützig, sondern das Wohl des Kindes zu wahren (Schües & Foth, 2019, S. 96). Kinder brauchen Geborgenheit, Schutz und Fürsorge (Wicke. 2019, S. 152). Diese Situation ist hier, aus utilitaristischer Sicht betrachtet, moralisch korrekt, da das Ergebnis, aus Sicht der Eltern, das gewünschte und für den Patienten richtige Handeln darstellt, da es ihn vor weiterem Leiden schützen soll (Richardson et al., 1998, S. 86).

Bei der Erörterung der handlungsleitenden Werte und Prinzipien wird deutlich, dass sich weder durch die deontologische noch die utilitaristische Betrachtungsweise immer die beste Lösung für solche Konflikte finden lässt. So können handlungsleitende Prinzipien aus deontologischer Sicht einwandfrei sein aber Konsequenzen zur Folge haben, die moralisch nicht tragbar wären. Utilitaristisch betrachtet würde die Pflegekraft den Prinzipien der Eltern folgen aber dadurch ihre eigenen handlungsleitenden Prinzipien verletzten.

4. Fazit und Ausblick

In der Kinderkrankenpflege finden sich oft triadische Spannungsverhältnisse und Werte-konflikte in der Beziehung zwischen Eltern, Kindern und professionell Pflegenden. Da Ethik die kritische Auseinandersetzung mit der bestehenden Moral darstellt, sollten Pflegekräfte ihr Handeln nicht einfach den gegebenen moralischen Prinzipien und Regeln anpassen, sondern ihr Handeln reflektieren und eigenverantwortliche Entscheidungen treffen. Vor allem wenn es um die stellvertretenden Entscheidungen am Lebensende von pädiatri-schen Patienten/Patientinnen geht. Oftmals geht dies einher mit persönlichen, inneren Kon-flikten der Pflegekräfte und dem gerecht werden aller Beteiligten, die am Prozess des Ent-scheidens involviert sind. Bereits bei der Umsetzung der Fürsorgepflicht wird deutlich, wie unterschiedliche Perspektiven, Situationseinschätzungen, aber auch fachliche wie persön-liche Betroffenheit zu konfligierenden Einschätzungen und damit zu konfligierenden Hand-lungsentscheidungen führen können. Die Lösung solcher Konflikte sind oftmals schwer zu erlangen, da unterschiedliche Betrachtungsweisen zu unterschiedlichen Handlungen leiten.

Das Wissen um die Situation gibt den Kindern die Möglichkeit an Entscheidungen, die sie selbst betreffen, mitzuwirken. Es entsteht Raum für die Themen, welche Kinder in der letz-ten Lebensphase beschäftigen. Dennoch ist es bis heute ein Tabuthema, an dem sich in den nächsten Jahren noch viel ändern muss und hoffentlich wird. Da es kaum Studiener-gebnisse gibt und wenige Publikationen in diesem Bereich zur Verfügung stehen, scheint die Art der offenen Kommunikation am Lebensende noch kaum Verwendung gefunden zu haben. Da in den wenigen Publikationen aber nur positive Ergebnisse genannt werden, wird es eventuell Zeit umzudenken und solche Konfliktsituationen anhand neuer Perspek-tiven zu betrachten und gemeinsam in der triadischen Beziehung an Lösungen zu arbeiten die für alle ethisch vertretbar sind.

Literarturverzeichnis

Bleisch, B., & Huppenbauer, M. (2011). *Ethische Entscheidungsfindung: Ein Handbuch für die Praxis.* Zürich: Versus.

Eisele, C. (2017). *Moralischer Stress in der Pflege: Auseinandersetzung mit ethischen Dilemmasituationen.* Wien: Facultas.

Eisenmann, P. (2012). *Werte und Normen in der Sozialen Arbeit.* (2. Auflage). Stuttgart: Kohlhammer.

Fischer, J., Gruden, S., Imhof, E., & Strub, J. (2007). *Grundkurs Ethik: Grundbegriffe philosophischer und theologischer Ethik.* (2. Auflage). Stuttgart: Kohlhammer.

Fölsch, D. (2008). *Ethik in der Pflegepraxis: Anwendung moralischer Prinzipien im Pflegealltag.* Wien: Facultas.

Frewer, A., Bruns, F., & May. A.T. (2012). *Ethikberatung in der Medizin.* Berlin & Heidelberg: Springer.

Großklaus – Seidel, M. (2002). *Ethik im Pflegealltag: Wie Pflegende ihr Handeln reflektieren und begründen können.* Stuttgart: Kohlhammer.

Haas – Schranzhofer, C. (2016). *Dein Wille, dein Wohl: Pflege zwischen Fürsorge und Autonomie.* Wien: Facultas.

International Council of Nurses. (2012). *ICN Ethikkodex für Pflegende.* [pdf]. Abgerufen von https://www.dbfk.de/media/docs/download/Allgemein/ICN-Ethikkodex-2012-deutsch.pdf. (20.12.2019)

Körtner, U.H.J. (2012). *Grundkurs Pflegeethik.* (2. Auflage). Wien: Facultas.

Kränzle, S. (2018) Hoffnung. In Riedel, A., & Linde, A. (Hrsg.), *Ethische Reflexion in der Pflege: Konzepte – Werte – Phänomene.* Berlin: Springer.

Lay, R. (2004). *Ethik in der Pflege: Ein Lehrbuch für die Aus-, Fort- und Weiterbildung.* Hannover: Schlütersche.

Lehmeyer, S. (2018). Vulnerabilität. In Riedel, A., & Linde, A. (Hrsg.), *Ethische Reflexion in der Pflege: Konzepte – Werte – Phänomene*. Berlin: Springer.

Maio, G. (2017). *Mittelpunkt Mensch: Lehrbuch der Ethik in der Medizin*. (2. Auflage). Stuttgart: Schattauer.

Marckmann, G. (2015). Grundlagen ethischer Entscheidungsfindung. In Marckmann, G. (Hrsg.), *Praxisbuch Ethik in der Medizin*. (S. 4). Berlin: Medizinisch Wissenschaftlich Vertragsgesellschaft.

Monteverde, S. (2012). *Handbuch Pflegeethik: Ethisch denken und handeln in den Praxisfeldern der Pflege*. Stuttgart. Kohlhammer.

Neitzke, D., & Vollmann, S. (2008). *Klinische Ethikberatung: Ein Praxisbuch*. Stuttgart: Kohlhammer.

Nickel – Schampier, T. (2017). *Konflikte stellvertretender Entscheidungen in der Pädiatrie. [E- Book]*. Basel: Beltz Juventa.

Niethammer, D. (2010). *Wenn ein Kind schwer krank ist: Über de Umgang mit der Wahrheit*. Berlin: Suhrkamp.

Niethammer, D. (2014). Reden ist Gold. *PFLEGE Zeitschrift: Fachzeitschrift für stationäre und ambulante Pflege*. 67(11), S. 652 – 655.

Oetting – Roß, C. (2014). Wir werden niemals lügen. *PFLEGE Zeitschrift: Fachzeitschrift für stationäre und ambulante Pflege,* 67(10), 596 – 599.

Pauer- Studer, H. (2010). *Einführung in die Ethik*. (2. Auflage). Ulm: Facultas.

Pieper, A. (2017). *Einführung in die Ethik*. (7. Auflage). Tübingen: Francke.

Rabe, M. (2009). *Ethik in der Pflegeausbildung: Beiträge zur Theorie und Didaktik*. Bern: Hans Huber.

Riedel, A. (09.08.2017). *Pflegerische Ethik.* [Blogeintrag]. Abgerufen von http://www.bpb.de/gesellschaft/umwelt/bioethik/182461/pflegerische-ethik (02.12.2019)

Richardson, J., & Webber, I. (1998). *Ethische Aspekte der Kinderkrankenpflege.* Wiesbaden: Ullstein Medical.

Rixen, S. (2012). Das todkranke Kind zwischen Eltern und Arzt: Wer definiert das Kindeswohl? In Wiesing, U. (Hrsg.), *Ethik in der Medizin: Ein Studienbuch.* (4. Auflage). Stuttgart: Reclam.

Schaber, P. (2019). Paternalismus. In Drerup, J., & Schweiger, G. (Hrsg.), *Handbuch der Philosophie der Kindheit.* Berlin: J. B. Metzler.

Schmidt, T. (2011). Deontologische Ethik. In Stoecker, R., Neuhäuser, C., & Raters, M. (Hrsg.), *Handbuch Angewandte Ethik.* Stuttgart: J.B. Metzler

Schroth, J. (2011). Konsequentialistische Ethik. In Stoecker, R., Neuhäuser, C., & Raters, M. (Hrsg.), *Handbuch Angewandte Ethik.* Stuttgart: J.B. Metzler

Steinkamp, N., & Gordijn, B. (2010). *Ethik in Klinik und Pflegeeinrichtungen: Ein Arbeitsbuch.* (3. Auflage). Köln: Luchterhand.

Schües, C., & Foth, H. (2019). Elternschaft. In Drerup, J., & Schweiger, G. (Hrsg.), *Handbuch der Philosophie der Kindheit.* Berlin: J. B. Metzler.

Wicke, L. (2019). Liebe. In Drerup, J., & Schweiger, G. (Hrsg.), *Handbuch der Philosophie der Kindheit.* Berlin: J. B. Metzler.

Wiesemann, C. (2019). Verletzbarkeit. In Drerup, J. & Schweiger, G. (Hrsg.), *Handbuch der Philosophie der Kindheit.* Berlin: J.B. Metzler.

Wiesing, U. (2012). *Ethik in der Medizin: Ein Studienbuch.* (4. Auflage). Stuttgart: Reclam.

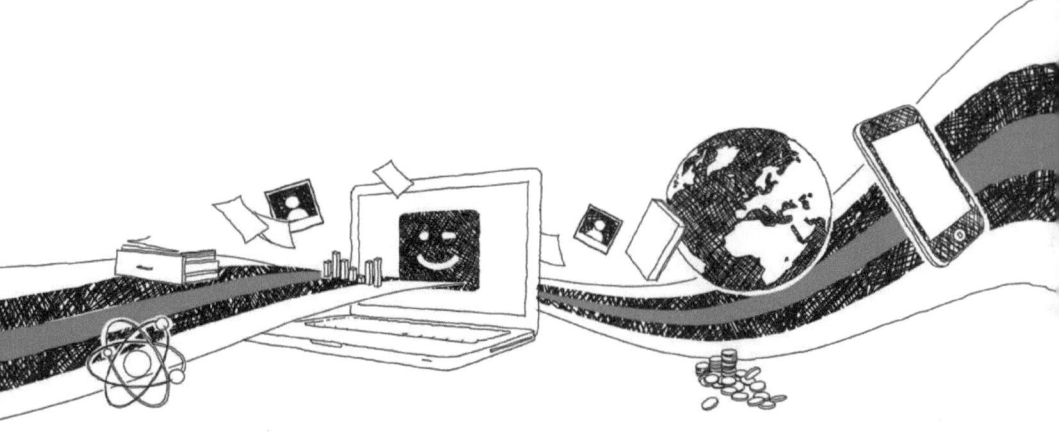
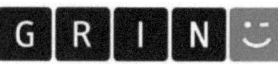